Dr PAUL-ERNEST HURION

DE LA FACULTÉ DE MÉDECINE DE PARIS

TRAITEMENT

DE

LA COQUELUCHE

PAR LES INHALATIONS D'OZONE

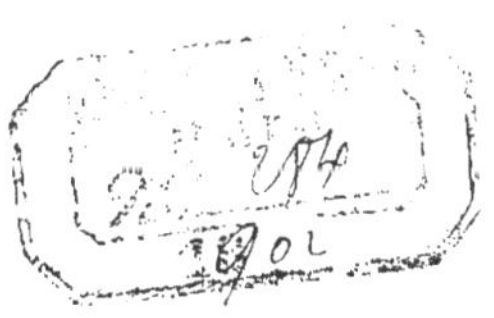

PARIS

Jules ROUSSET

36, RUE SERPENTE

—

1902

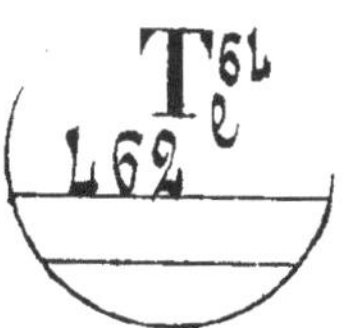

Dr Paul-Ernest HURION

DE LA FACULTÉ DE MÉDECINE DE PARIS

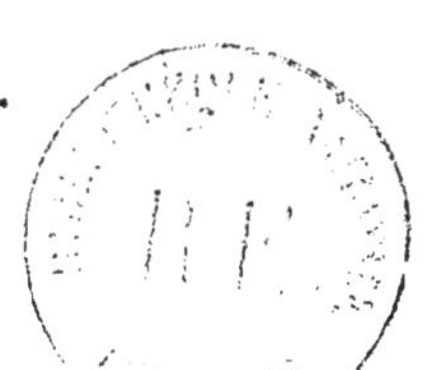

TRAITEMENT

DE

LA COQUELUCHE

PAR LES INHALATIONS D'OZONE

PARIS

Jules ROUSSET

36, RUE SERPENTE

1902

A MON GRAND-PÈRE

A MON PÈRE ET A MA MÈRE

A MES SŒURS ET A MON FRÈRE

A MES AUTRES PARENTS ET AMIS

INTRODUCTION

« L'attaque directe de l'agent pathogène de la
coqueluche étant ou impossible ou très incertaine,
nous devons nous borner provisoirement à la lutte
indirecte par les médicaments qui favorisent l'élimination des produits toxiques, qui combattent le catarrhe
et le spasme, qui donnent du repos aux malades, qui
atténuent la violence et la fréquence de leurs quintes,
qui préviennent les complications. »

Telles sont les indications pour le traitement de la
coqueluche, données par M. le docteur Comby dans
son *Traité des maladies des enfants*.

Nombreux sont les traitements qui se proposent
de remplir ces indications et si l'on peut dire que le
praticien n'a que l'embarras du choix, on peut ajouter
aussi qu'à l'heure actuelle, parmi tous ces traitements
il en est peu qui soient d'une efficacité incontesta-
ble.

Nous avons eu la bonne fortune, étant l'élève de
M. le docteur Comby, d'observer dans son service un

certain nombre d'enfants, atteints la plupart de coqueluche grave et pour qui l'on usa d'un traitement non pas nouveau, mais en tout cas peu connu.

Ce sont les résultats de ce traitement que M. Delherm, interne des hôpitaux, a dirigé, et surveillé avec zèle et persévérance, que nous nous proposons de faire connaître.

Mais avant d'aller plus loin. qu'il nous soit permis de remercier nos maîtres dans les hôpitaux.

Nous avons été trop heureux au début de nos études, d'être l'élève du docteur Barth, maître dévoué qui nous a initié à l'étude des maladies générales et nous donna avec beaucoup de bienveillance et de sollicitude nos premières leçons d'auscultation.

Que M. le professeur Tillaux reçoive l'expression de notre plus profonde reconnaissance pour les principes de saine chirurgie qu'il nous a inculqués.

Nous avons appris l'art des accouchements sous la haute direction de M. le professeur Pinard : qu'il reçoive le témoignage de notre sincère gratitude pour toute l'ardeur qu'il a mise à « vieillir notre jeune expérience. »

Auprès de M. le docteur Comby, nous avons appris les maladies des enfants, nous lui adressons tous nos remerciements et pour les savantes leçons qu'il nous a prodiguées ct pour les excellents conseils qu'il nous a donnés, sur le travail que nous avons entrepris.

Nous adressons également tous nos remerciements à M. le docteur Lemonnier, de Flers, qui a bien voulu nous communiquer ses observations, ainsi qu'à

M. Delherm, interne des hôpitaux, qui, bien que devant publier un travail sur ce sujet, a bien voulu faciliter notre tâche soit en nous donnant ses conseils, soit en nous communiquant ses observations.

Nous prions enfin M. le professeur Landouzy d'accepter le témoignage de notre reconnaissance pour le grand honneur qu'il nous fait en acceptant la présidence de notre thèse.

La Coqueluche. — Description.

La coqueluche, « tussis puerorum convulsiva seu suffocativa », est une maladie infectieuse, spécifique et contagieuse, composée de deux éléments caractéristiques : un léger catarrhe des premières voies respiratoires et une toux violente et quinteuse.

Trousseau a laissé de cette maladie une description vraiment admirable :

« Quand les malades, dit-il, sont capables de se rendre compte de leurs sensations, ils se plaignent souvent d'une douleur assez vive au-devant de la poitrine, d'un chatouillement, d'un picotement dans le larynx et dans la trachée qui les sollicitent à tousser. En vain essayeraient-ils de résister à ce besoin, ils ne réussiraient qu'à retarder la crise sans pouvoir l'empêcher. Alors, la toux convulsive fait explosion ; tandis que dans un simple rhume, tandis que dans une autre affection des voies respiratoires dont la toux est une manifestation, l'individu reprend plus ou moins facilement haleine après quelques secousses, dans la coqueluche il n'en est plus ainsi. Une inspiration qui précède l'accès est suivie d'une série de mouvements expirateurs qui, se succédant lentement d'abord, se répètent un grand nombre de fois, chassant tout l'air contenu dans la poitrine sans donner au malade le temps de respirer ; les paupières se tuméfient, les yeux s'injectent de sang, une sécrétion abondante a lieu ; les joues, les oreilles sont congestionnées et cette congestion s'étend à toute la surface du corps qui se couvre d'une sueur abondante. Le malheureux patient dont les actes respiratoires sont si violemment gênés, tombe dans un état de pamoison qui va quelquefois jusqu'à la syncope complète. Enfin les mouvements convulsifs des muscles expirateurs se calment, un effort d'inspiration se produit, accompagné du sifflement caractéristique dû peutêtre au resserrement spasmodique du larynx dont les muscles sont également entrés en convulsion. Cette inspiration est le signal d'un instant de repos ; mais cette trêve est de courte durée et bientôt les mêmes accidents se reproduisent. Cette seconde explosion de toux se termine encore de la même façon, par une inspiration, plus longue cette fois que la première et il y a ainsi plusieurs reprises après lesquelles le malade est comme épuisé de fatigue. Généralement, pendant ces accès qui peuvent durer quelques minutes, il rejette un liquide glaireux, filant, incolore, en quantité considérable, et à la fin il vomit ordinairement des mucosités alimentaires. »

Contre l'élément catarrhal et spasmodique de la

coqueluche on a employé de nombreux traitements ; celui que nous nous proposons non pas de faire connaître mais au moins de vulgariser est le traitement par les inhalations d'ozone.

Nous commencerons par faire :

1° L'histoire succincte de l'ozone ;

2° L'histoire thérapeutique de l'ozone ;

3° Nous décrirons ensuite les différentes manières de produire et d'utiliser l'ozone en insistant toutefois sur celle que nous avons vu mettre en pratique ;

4° Après avoir résumé les observations de coqueluches traitées par l'ozone et publiées antérieurement à ce travail, nous donnerons celles que nous avons pu recueillir ;

5° Avec l'aide des observations que nous rapportons et par la comparaison sommaire des résultats obtenus par quelques-uns des principaux traitements de la coqueluche, nous essaierons d'établir et la valeur intrinsèque du traitement que nous préconisons et sa valeur comparative.

6° Enfin nous donnerons nos conclusions

L'Ozone. — Ses principales propriétés.

C'est en 1779 que l'ozone fut entrevu pour la première fois par Van Marum.

En 1840, Schœnbein, professeur de chimie à Bâle, inventeur du fulmi-coton, étudia ce corps, sans du reste déterminer sa nature exacte, et lui donna son nom d'ozone (ωζειν, sentir).

A partir de cette époque, de nombreux chimistes firent des recherches sur la nature de l'ozone, ce furent d'abord Marignac et de la Rive, puis Becquerel et Frémy qui, en 1852 avancèrent que l'ozone n'était que de l'oxygène électrisé.

En 1853 seulement, à la suite d'un travail exécuté dans le laboratoire de Bunsen, Beaumert conclut que l'ozone n'était qu'un état allotropique de l'oxygène.

Houzeau en 1855 puis à la même époque, Andrews, vérifièrent et confirmèrent les conclusions de Beaumert.

Seul, en 1870, Dubrunfaut qui n'acceptait pas ces conclusions, reprenant une opinion déjà émise, considérait l'ozone comme un composé de l'azote.

C'est alors que de nouveau Houzeau, puis A. et P.
Thénard remirent la question à l'étude.

Depuis, nombreux furent les chimistes, météorolo-
gistes, physiologistes et médecins qui étudièrent
l'ozone ; nous retrouverons leurs noms dans le cours
de ce travail.

Quoi qu'il en soit, à l'heure actuelle tout le monde
est à peu près d'accord pour considérer l'ozone comme
un état allotropique de l'oxygène dont la formule
serait : O^3.

L'ozone est un gaz invisible, d'une odeur particu-
lière, d'un goût spécial, comparé par M. Houzeau au
goût du homard.

C'est un oxydant énergique puisque c'est de l'oxygène renforcé.

« Il existe à l'état naturel dans l'air atmosphérique
où il est produit soit par l'électricité atmosphérique
soit par les oxydations qui se passent à la surface du
globe.

« L'activité de l'ozone l'empêche d'exister longtemps
dans l'atmosphère où il rencontre toutes sortes de
substances oxydables qui le détruisent. On en trouve
plus au printemps que dans toutes les autres saisons,
et il est apporté en grande quantité dans nos régions
par les tourbillons et les bourrasques » (1).

Les premières recherches faites pour étudier l'action
physiologique de l'ozone sont dues à Barlow qui préten-
dait que l'ozone diminuait l'absorption de l'oxygène

(1) *Comptes rendus soc. chimique*, t. LX, p. 788 et t. LXII,
p. 426.

et l'élimination de l'acide carbonique. Ces résultats, selon M. Labbé-Donatien, sont entachés d'erreur parce que, dit-il, les animaux sur lesquels Barlow fit ses expériences étaient enfermés hermétiquement dans des caisses et succombaient plutôt à l'action de l'acide carbonique.

A leur tour MM. D. Labbé et P. Oudin, entreprirent des recherches qu'ils ont publiées et dont voici les principales conclusions :

1° L'ozone oxyde en se détruisant toutes les substances organiques avec lesquelles il entre en contact.

2° L'ozone est relativement très peu soluble dans l'eau (0 gr. 0009 dixièmes de milligr. par litre).

3° Il a une action antiseptique marquée.

En résumé, pour MM. Labbé-Donatien et Oudin, l'ozone est un antiseptique et un puissant modificateur du sang et de la nutrition.

Après de récentes, nombreuses et sévères expériences, faites en 1901, à Lyon, M. le professeur Bordier est arrivé aux conclusions suivantes :

« L'ozone ne transforme pas comme on l'avait prétendu l'oxyhémoglobine en méthémoglobine ; en somme, il n'y a pas de modification de l'oxyhémoglobine par le passage de l'ozone dans le sang. »

Après avoir rappelé les expériences faites par MM. Marmier, Abraham et J. de Christmas qui ont étudié l'action bactériologique de l'ozone, et qui ont vu que dans une atmosphère riche en ozone, le développement des micro-organismes était enrayé ou très diminué, M. le professeur Bordier donne les résultats de ses recherches à ce sujet ; les expériences ont été faites sur des cobayes avec des cultures de bacilles de Koch, et, dit-il : « les cultures témoins ont donné des lésions tuberculeuses généralisées en trois semaines, tandis que les cultures ozonisées ont été considérablement atténuées et n'ont jamais infecté les organes. Leur virulence s'est trouvée arrêtée par les ganglions et n'a pu franchir ceux-ci. »

Enfin, le même auteur a déterminé le pouvoir toxique de l'ozone ; d'après M. le professeur Bordier, « le séjour d'un cobaye dans une atmosphère renfermant 0 milligr. 8 d'ozone par litre, est suivi de mort, même si la durée du séjour n'a été que de dix minutes. »

En résumé, les résultats des recherches faites pour étudier l'action physiologique et bactériologique de l'ozone sont très encourageants ; nous verrons du reste dans le chapitre suivant que ce corps fut essayé en thérapeutique bien avant que l'on ne connût ces intéressants résultats.

Histoire thérapeutique de l'Ozone

La première tentative faite pour introduire l'ozone dans la thérapeutique eut lieu en 1856 : on essaya en effet à cette époque de désinfecter les salles d'hôpital en produisant, dans ces salles, un dégagement d'ozone.

Nous ne parlerons ici que pour mémoire, des différentes préparations où l'on chercha à introduire l'ozone et qui du reste ne donnèrent pas de résultats bien encourageants : poudre ozonogène de Lender, eau ozonée de Scoutetten, essence de térébenthine ozonisée de Schœnbein, et huile de térébenthine ozonée de Seitz.

En 1861, Thompson et Alison ont vanté le pouvoir des huiles grasses ozonées contre la phtisie, sans pouvoir du reste vulgariser leur méthode.

Peu de temps après, des tentatives furent faites par Jochheim pour combattre la diphtérie au moyen de l'ozone, mais malheureusement les expériences que

Gnændinger a faites à la clinique de Widerhofer n'ont pas justifié les espérances de Jochheim.

En 1882, Binz conseille l'emploi de l'ozone dans l'asthme et ajoute que l'ozone est probablement l'agent curatif d'un certain nombre de stations d'hiver.

En 1889, M. Labbé-Donatien fit ses premiers essais thérapeutiques surtout sur des tuberculeux et des anémiques et les observations qu'il a publiées à cette époque semblent montrer qu'il a obtenu de bons résultats par ce traitement.

M. Labbé rechercha en effet chez tous ses malades le taux de l'oxyhémoglobine et remarqua que ceux qui avant tout traitement chiffraient, 7, 5, ou 8 pour 100 d'oxyhémoglobine, arrivaient après quinze jours ou 3 semaines d'ozonisation à chiffrer 10, 11,12, pour 100 ; certains sont même arrivés à 13 ou 14 pour 100 (1).

En 1894, M. le docteur Regnier rapporte deux observations de petits malades atteints de bronchite chronique qu'il aurait eu le bonheur d'améliorer assez rapidement par les inhalations d'ozone.

Il faut attendre jusqu'en 1891 pour trouver des observations de coquelucheux traités par les inhalations d'ozone.

A cette date en effet, le docteur Hellet, de Clichy, sur les conseils de MM. Labbé et Oudin, publie 4 observations de coqueluches traitées par l'ozonisation.

---

(1). Labbe D. *De l'Ozone* (Aperçu physiologique et thérapeutique. Paris, 1889.

Le 2 mai 1892, le docteur Auguste Caillé, professeur à l'Ecole supérieure de médecine de New-York, mis au courant de ce mode de traitement par un collègue français, rapporte, au Congrès de Boston, sept cas de coqueluche traités avec succès par l'ozone soit par lui, soit par le docteur W. G. Mangold de New-York également.

Plus tard, en 1895, MM. les docteurs Labbé Do natien et Oudin, les véritables promoteurs du traitement, publient 15 observations de coqueluches soignées par l'ozone, dont une appartient à un confrère et ami, le docteur Derecq.

L'année suivante, M. le docteur E. Doumer, de Lille, rapporte cinq cas de coqueluches bien confirmées, traitées également par l'ozone.

Plus récemment, en 1901, M. le professeur Bordier de Lyon, à la suite d'une étude sur l'ozone, publie deux cas de coqueluches traitées aussi avec succès par l'ozonisation, dans le service de M. le docteur Weill, à la Charité de Lyon.

Jusqu'ici, ce moyen thérapeutique n'avait pas été employé, à notre connaissance tout au moins, et en ce qui concerne la coqueluche, d'une façon systématique. L'année dernière, pour un certain nombre de coqueluches, la plupart assez intenses, l'ozonisation fut employée systématiquement à l'hôpital des Enfants-Malades, dans le service de M. le docteur Comby.

Nous avons appris également que M. le docteur Lemonnier, de Flers avait traité ces années dernières onze cas de coqueluches par l'ozonisation. On trouvera ces observations qui n'ont pas été publiées et qu'il nous a obligeamment communiquées, au chapitre spécial.

Préparation de l'ozone.

On peut obtenir l'ozone de différentes manières :

1° En faisant passer des étincelles dans de l'oxygène ou en décomposant l'eau par un courant électrique ;

2° Par l'action de l'acide sulfurique sur le bioxyde de baryum, qui donne de l'oxygène ozonisé ;

3° Par l'oxydation lente du phosphore à l'air, qui absorbe une certaine quantité d'oxygène mais en transforme une autre partie en ozone.

L'appareil le plus employé dans les laboratoires pour obtenir l'ozone a été imaginé par M. Berthelot.

Il se compose de tubes en verre, concentriques, qui, par une partie rodée peuvent être ajustés l'un sur l'autre. A la partie inférieure du tube extérieur est soudé un petit tube par lequel on fait arriver de l'oxygène ; à la partie supérieure du même tube extérieur est également soudé un autre petit tube qui débouche au milieu d'une sorte de godet en verre. Ce petit tube est coiffé par un autre tube à dégagement. Afin d'obtenir une fermeture hydraulique, on met un peu d'acide sulfurique dans le godet.

On verse alors de l'acide sulfurique un peu étendu d'eau dans le tube intérieur, et, dans une éprouvette à pied contenant aussi de l'acide sulfurique, on place tout l'appareil.

On prend ensuite deux fils de platine que l'on fait plonger dans les deux masses d'acide et que l'on met en relation avec les deux bornes d'une bobine d'induction actionnée, par quelques éléments.

L'électricité fournie par la bobine traverse sous forme d'effluves l'espace compris entre les deux tubes concentriques et dans lequel circule lentement de l'oxygène qui, sous l'influence des effluves se transformera partiellement en ozone.

Ce mode de préparation par les effluves est, au dire de presque tous les chimistes, de beaucoup le meilleur.

L'appareil de M. Berthelot, nous l'avons dit, est fait pour le laboratoire.

Comme nous nous p! çons à un point de vue essentiellement pratique, il faut un appareil qui puisse rendre facilement service et dans la clientèle hospitalière et dans la clientèle privée. Pour cela, l'appareil doit être facile à manier, portatif, se dérangeant peu et pouvant servir longtemps.

Nous croyons que ces avantages ont été réunis par le générateur d'ozone de M. le docteur Labbé Donatien.

C'est cet appareil que nous avons vu employer, aussi, nous en donnerons une description succincte, dont la compréhension sera facilitée par les deux gravures ci-dessous :

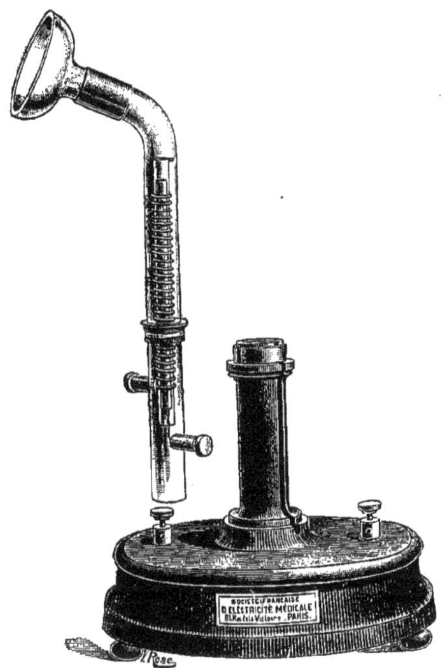

FIG. I

« Cet appareil se compose d'un tube T, en verre de
1 millimètre d'épaisseur, d'une longueur de 20 cent.
environ et d'un diamètre de 12 millimètres. Sa face
interne est garnie d'une feuille métallique C, en relation avec l'un des pôles du secondaire d'une bobine
de Rumkhorff de 30 millimètres d'étincelle. Sur l'extérieur du tube T est enroulé un fil métallique S de
1 millimètre de diamètre, faisant environ 60 tours et
relié à l'autre pôle du secondaire de la bobine.

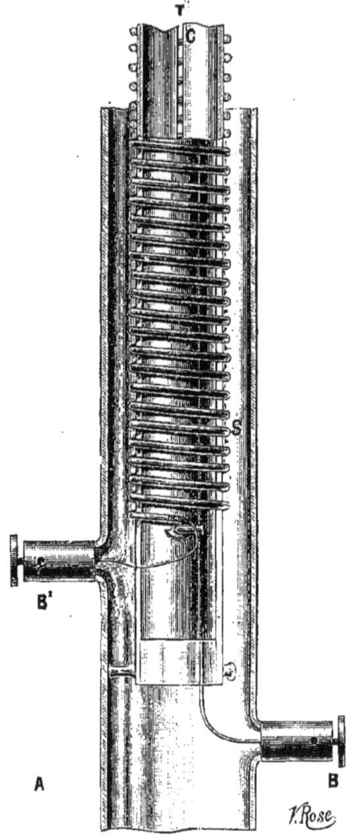

FIG. II

Vu la puissance d'oxydation de l'ozone ces parties
métalliques doivent être en métal peu oxydable,
comme l'aluminium par exemple.

Le dispositif ci-dessus indiqué est fixé dans un
second tube de verre A de 20 à 25 millimètres de dia-

mètre, ouvert à ses deux extrémités, et dont la partie supérieure recourbée se termine par un pavillon en verre, qui facilite l'inhalation.

L'effluve électrique se produit entre les deux armatures C et S du tube interne, qui joue ainsi le rôle d'un véritable condensateur.

L'oxygène pur, que l'on fait parvenir à l'aide d'un tube à l'extrémité inférieure de l'appareil, ou plus simplement, l'oxygène atmosphérique, en laissant cette ouverture à l'air libre, circule à l'intérieur du tube externe A, se trouve oxydé et se transforme partiellement en ozone, qui se dégage par le pavillon. On peut activer la circulation de l'air dans le tube, en provoquant un courant d'air à l'aide d'une poire de thermo-cautère.

Les deux armatures communiquent chacune avec une des bornes B-B' fixées à l'extérieur de l'appareil et suffisamment éloignées l'une de l'autre, auxquelles on adapte les fils qui relient le tube d'ozone à la bobine.

Comme on le voit, un tube à ozone, une bobine, un accumulateur pour faire marcher la bobine et de petits accessoires comme quelques fils, voilà tout ce qu'il faut pour pratiquer des inhalations d'ozone.

Il n'y a en somme dans tout cet appareil qu'une chose fragile : le tube à ozone : il est facile de remédier à cet inconvénient en protégeant ce tube contre les chocs, en le maintenant dans une boîte garnie de ouate comme le recommandait le professeur Caillé de New-York.

Technique opératoire.

D'après la description de l'appareil, il est aisé d'en
déduire la manière de s'en servir.

Devant l'embout en forme d'entonnoir qui s'adapte
au tube à ozone, embout particulier à chaque enfant et
qui doit, dans l'intervalle des inhalations, demeurer
plongé dans un liquide antiseptique, on placera l'enfant.

Il n'est pas nécessaire d'appliquer directement l'entonnoir sur la face, on peut le maintenir à une dis-
tance de deux ou trois centimètres. Si le petit malade
est déja suffisamment âgé pour comprendre ce qu'on
exige de lui, on lui recommandera de respirer forte-
ment.

Disons en passant qu'en général les enfants se prê-
tent très bien à cette petite opération, que nous
n'avons pas rencontré de malade intraitable. Pour
les tout jeunes enfants cependant, il est nécessaire
qu'un aide les prenne sur les genoux et les maintienne
devant l'appareil, ce qui devient très facile après deux

ou trois inhalations, les enfants s'habituant aisément à cette manière de faire.

Pour mettre l'appareil en marche, il suffit de relier les fils, gainés de soie aux deux bornes de l'accumulateur d'une part et aux deux pôles de la bobine, placés près de l'interrupteur.

On fixe ensuite les fils, entourés d'un tube de caoutchouc d'une part aux pôles placés à l'extrémité de la bobine et d'autre part on les relie aux anses du tube de verre.

On pousse ensuite la manette qui règle le débit des accumulateurs de A en M en ayant soin d'aller progressivement.

Pour arrêter l'appareil il suffit de ramener la manette en A.

Il faut encore prendre certaines précautions, afin de ne pas entraver la marche de l'appareil et d'éviter des insuccès comme nous en rapportons un cas, dans nos observations, insuccès partiel dû comme nous l'avons reconnu au mauvais fonctionnement de l'appareil.

Ainsi, il faut avoir soin de bien tenir sec le tube à ozone et l'embout en forme d'entonnoir, car l'ozone se dégage moins bien dans l'air humide que dans l'air sec; il faut encore éloigner l'un de l'autre les fils qui font communiquer la bobine et l'accumulateur car ce dernier pourrait ainsi se décharger.

Voilà comment il a été procédé à l'hôpital des Enfants-Malades; mais il existe un autre procédé, applicable surtout pour le traitement en commun.

Le professeur Bordier, de Lyon, après avoir étudié le pouvoir toxique de l'ozone, donne certains conseils au médecin électricien, entre autres, celui d'aérer la pièce où il ozonise chaque malade, car, dit-il, le médecin qui a plusieurs malades à traiter par l'effluve de haute fréquence vit dans cet air ozonisé avec chaque malade, et malgré sa taille, il est placé dans des conditions aussi mauvaises que les cobayes sur qui nous avons expérimenté. Or, le sort des cobayes nous avons vu quel il était.

Alors, pour remédier à cet inconvénient voici comment procède le professeur Bordier :

« Nous avons, dit-il, fait construire une guérite de 2 m. de côté sur 1 m. 80 de haut ; la carcasse est en bois, le plafond est formé par de la grosse toile imperméable ; les parois sont constituées par de la toile ordinaire blanche.

« Le solénoïde, terminé par le fil enroulé en limaçon est placé au milieu de cette guérite, sous laquelle peuvent s'asseoir 8 à 10 personnes.

« Le brassage de l'air est effectué par refoulement au moyen de notre trompe soufflante, mais on pourrait l'obtenir avec un ventilateur à moteur électrique. Un tube de verre traverse verticalement le plafond de la guérite au centre et vient se terminer à 30 centimètres du fil terminal du résonateur : ce tube est relié à la trompe soufflante par un tube en caoutchouc, l air qui arrive ainsi sous pression dans la guérite effectue un mélange continuel de l'air limité par les parois, en sorte que la composition de cette atmosphère ozonisée est maintenue constante, la ventilation s'opérant par la partie inférieure de la guérite. »

Cette façon de procéder est certes excellente ; elle offre des avantages dans les services hospitaliers, avantages qui disparaissent dans la clientèle privée.

Ajoutons du reste qu'avec l'appareil de MM. Labbé Donatien et Oudin, point n'est besoin de prendre tant de précautions : c'est là un grand avantage, leur ozonisateur peut être confié sans danger et pour le plus grand bien des petits malades soit à leurs parents, soit à leur nourrice ou à leur garde.

Il suffit de montrer une fois le fonctionnement de l'appareil et d'indiquer sommairement les conditions dans lesquelles doivent être pratiquées les inhalations et qui sont celles-ci, d'après MM. Labbé Donatien et Oudin :

Les inhalations seront faites à l'air libre ; le malade placé à 4 ou 5 centimètres de l'embouchure de l'appareil respirera naturellement l'air ozonisé qui se dégage spontanément du tube à effluves.

Les séances doivent être d'une durée d'environ 10 à 15 minutes ; elles devront être répétées, deux, trois et même quatre fois par jour, suivant la gravité de l'affection, la fréquence et la violence des quintes de toux. Le moment le plus favorable est celui qui précède les repas, quinze ou vingt minutes avant chacun des repas. Il n'y aurait toutefois aucun inconvénient à faire une inhalation après un repas.

Le traitement ainsi dirigé, ne peut donner que d'heureux résultats. En tous cas, il ne saurait être nuisible par sa toxicité La proportion d'ozone par litre d'air ainsi inspiré est minime et cependant suffisante, MM. Labbé Donatien, et Oudin l'évaluent à un dixième de milligramme d'ozone par litre d'air.

De plus, aucun observateur n'a noté dans le cours du traitement par l'ozonisation, de phénomènes d'intoxication, et nous-même, dans les vingt observations que nous rapportons; n'en avons point rencontré.

Observations.

Le nombre des cas de coqueluche traités par les inhalations d'ozone, avant ce travail, s'élève, à notre connaissance à 33. Ces 33 cas ont été publiés dans diverses observations.

Nous donnons ces observations, en général résumées. On pourra retrouver la source où nous les avons puisées, cette source étant indiquée.

A ces observations, nous en ajoutons 20 recueillies dans le service de M. le docteur Comby et 7 ayant trait à 11 coquelucheux soignés par M. le docteur Lemonnier, à Flers, ce qui porte à l'heure actuelle, à 64 le nombre de coqueluches traitées par les inhalations d'ozone.

Observation I

(4 observations de coqueluches traitées uniquement par l'ozone, recueillies par le docteur Hellet, de Clichy, publiées par D. Labbé et Oudin, dans le *Bulletin officiel de la Société française d'électrothérapie*, 1895. — Résumées.)

Ces 4 enfants, dit le docteur Hellet, ont vu leur état se modifier heureusement par les inhalations d'ozone. Le nombre des quintes a toujours été chez eux en diminuant, mais, ce qui est plus important encore, leur état général s'est amélioré rapidement, leur gaieté est revenue en quelques jours avec l'appétit et la bonne mine.

OBSERVATION II

Recueillie par le docteur Derecq, publiée par MM. D. Labbé et Oudin, dans le *Bulletin de la Société française d'électro-thérapie*, 1895.

Mlle C...., 11 ans, coqueluche avec vomissements. Les quintes montent jusqu'au chiffre de 14. Bien que la coque-luche soit à son onzième jour, c'est-à-dire en pleine période d'augment, on ozonise la malade.

Les vomissements cessent, de 14, les quintes tombent à 4, puis varient ainsi :

5, 5, 3, 5, 3, 3, 3, 3, 4, 3, 0, 0, 2, 0, 1, 0, 1, 0, 0, 0, 0.

OBSERVATION III

7 cas de coqueluche traitées par les inhalations d'ozone. (Rap-portés par le professeur Caillé de l'Ecole supérieure de méde-cine de New York, au Congrès de Boston, 1896.)

« L'âge des enfants variait de 18 mois à 7 ans. Chaque cas était franchement déclaré et d'une gravité moyenne. Deux à trois inhalations furent données par jour ; la guérison fut obtenue au bout de quinze jours, sauf pour un seul cas qui dura 4 semaines. Les améliorations furent manifestes après les 3 ou 4 premières inhalations, quant à la violence et à la fréquence des accès spasmodiques. Les enfants dormaient mieux la nuit, et les plus jeunes sujets en observation s'endormirent après chaque inhalation. »

Observation IV

MM. les docteurs D. Labbé et Oudin ont recueilli personnellement 14 observations de coquelucheux traités par l'ozone. Nous donnons seulement les 4 qu'ils ont publiées dans le *Bulletin officiel de la Société française d'électrothérapie*, juin 1895.

Mlle P..., 6 ans. Coqueluche en mai 1892.

Le 7e jour de la maladie, on ozonise la malade qui a 32 quintes environ. Durée de l'inhalation : 15 minutes. Le 8e jour, le nombre des quintes n'est plus que de 25. Sous l'influence du traitement, l'amélioration persiste ; le nombre des quintes est le suivant : 25, 20, 10, 15, 4, 8, 3, 2, 3, 4, 1 et enfin le 22e jour du traitement, ce qui fait le 30e jour de la maladie, les quintes tombent à zéro.

Observation V

(Recueillie et rapportée par MM. D. Labbé et Oudin)

M. P. L..., âgé de 4 ans. Coqueluche en août 1892.

Le malade est vu dès le début de la maladie. Le 1er jour, le nombre des quintes est de 4. Il monte rapidement et atteint 50 le 8e jour de la maladie. Ce jour-là, le malade est soumis à une première inhalation d'ozone et le 9e jour le nombre des quintes descend à 35. Le traitement est continué, et le trentième jour de la maladie, on n'observe plus de quintes.

Observation VI

(Recueillie et rapportée par MM. D. Labbé et Oudin.)

Mlle M..., 3 ans. Coqueluche en avril 1894. La malade est vue le 8e jour seulement de sa maladie. A ce moment on note 5 quintes, le 12e jour on en compte 35. Première inhalation d'ozone le 12e jour. Les quintes du 13e jour ne sont pas comptées, mais, le 14e jour, on note 10 quintes seulement, puis, dans la suite : 6, 6, 6, 6, 4, 3, 3, 3, 2, 1. Le 28e jour de la maladie, plus de quintes.

OBSERVATION VII

(Recueillie et rapportée par MM. D. Labbé et Oudin.)

Mlle J. L..., 5 ans. Coqueluche en août 1894. Le 8e jour de la maladie, on compte 40 quintes, et 45 le 9e jour. On ozonise alors la malade. Le 11e jour on note : 40 quintes, puis 35 le 12e jour, puis 30, 25, 15. 20, 18, 20, 18, 9, 12, 9, 10, 4, 9, 9, 5, 11, 3, 2, 1, 1.

Remarques générales. — De l'examen de nos observations, ajoutent MM. les docteurs D. Labbé et Oudin, il ressort d'une façon manifeste et évidente que l'ozone a produit chez tous nos petits malades une amélioration immédiate... L'état général subissait naturellement l'heureuse modification apportée dans l'état symptomatique ; les enfants reprenaient leur gaieté, leur appétit, leur bonne mine antérieure. Aucun de nos petits malades ne fut atteint des complications broncho-pulmonaires si souvent observées et si justement redoutées dans cette maladie.

OBSERVATION VIII

Observation d'une petite épidémie de coqueluche, rapportée par MM. D. Labbé et Oudin. (*Bulletin officiel de la Société française d'Electrothérapie*, 1895.)

Trois enfants d'une même famille, un petit garçon de 7 ans,

deux petites filles, l'une de 3 ans, l'autre de 14 mois, prennent
la coqueluche en même temps que deux petits cousins âgés de
8 et 4 ans.

Tous ces enfants furent soumis à des inhalations d'ozone ; les
deux premiers, qui furent soumis aux inhalations avant d'avoir
eu des quintes caractéristiques ne dépassèrent jamais 5 ou 6
quintes par jour ; les trois autres eurent des quintes fortes et
nombreuses qui s'atténuèrent et disparurent sous l'influence
des inhalations.

Sur ces entrefaites, le grand-père, vieillard de 71 ans et chez
qui ces enfants se trouvaient à la campagne, se plaignit de mal
de gorge et eut bientôt des quintes de toux de plus en plus violentes qui présentèrent peu après une forme quinteuse et spasmodique nettement coqueluchoïde. Il fut immédiatement soumis aux inhalations d'ozone et l'affection resta chez lui remar-
quablement bénigne. Malgré un catarrhe bronchique ancien,
le nombre des quintes ne s'éleva pas au-dessus de 5 à 6 par
24 heures.

Observation IX

5 cas de coqueluche traités par les inhalations d'ozone (observés et rapportés par le professeur Doumer de Lille dans le
Nord médical, 1896).

Ces cinq cas étaient bien confirmés, assez récents, d'intensité
moyenne ; le plus ancien datait d'un mois, le plus récent de
15 jours ; les quintes variaient de 20 à 60 par jour. L'état général de tous ces malades était satisfaisant, excepté chez un petit
enfant de 4 ans qui présentait de la pâleur de la face, avait souvent des vomissements alimentaires et quelques épistaxis. Les
nuits étaient en général troublées par des quintes de toux,
excepté chez une adulte qui n'était que très faiblement atteinte.
L'âge de ces malades variait de 3 à 35 ; ils appartenaient tous à
la même famille, 4 frères ou sœurs et la mère.

Ils furent soumis à des inhalations d'ozone de 10 à 15 minutes, répétées deux fois par jour.

Voici les résultats généraux observés :

1º Dans tous les cas où les nuits étaient mauvaises, c'est-à-dire dans quatre, elles devinrent meilleures dès le second jour, c'est-à-dire après la quatrième inhalation :

2º Le petit enfant qui avait à peu près tous les jours des vomissements alimentaires, n'en eut plus à partir du début du traitement ;

3º Dès le second jour, les quintes devinrent moins fréquentes et moins pénibles ;

4º Toutes les fois qu'il y avait interruption dans le traitement, les quintes présentaient une tendance à revenir plus nombreuses ;

5º Tous ces malades guérirent dans un laps de temps variable de 9 à 15 jours, après un nombre de séances ayant varié de 12 à 27.

OBSERVATION X

(Due à l'obligeance de M. le docteur Lemonnier, de Flers.)

Enfant G..., âgé de 9 ans, atteint de coqueluche en novembre 1893. Rapidement les quintes montent à 25 par 24 heures. Vomissements alimentaires fréquents et bronchite. Fut traité pendant quinze jours par la belladone mais sans résultat.

C'est pour ce malade, dit M. le docteur Lemonnier, que je fis venir un ozoneur du docteur D. Labbé. Deux inhalations par jour, d'une durée d'un quart d'heure chacune, furent faites au petit malade. A partir du 3º jour, les vomissements disparaissent. Le 5e jour du traitement on note 15 quintes par 24 heures et 7 à 8 seulement le 7e jour. Les inhalations furent continuées pendant trois semaines : le nombre des quintes fut de 5, 7, 8 par 24 heures, mais chaque quinte était d'une intensité moindre. Dès le début, l'appétit avait augmenté. L'enfant ayant un peu de dilatation bronchique fut envoyé à cause de la mauvaise saison à Arcachon d'où, après un séjour d'un mois. il revint bien portant.

OBSERVATION XI

(Due à l'obligeance de M. le docteur Lemonnier, à Flers.)

Enfant Y..., 4 ans, sœur de l'enfant G..., fut prise de coqueluche en même temps que son frère.

Le nombre des quintes est de 16 a 18 par 24 heures.

La malade est soumise aux inhalations d'ozone et 8 jours après le début du traitement, le nombre des quintes n'est plus que de cinq par 24 heures. Les inhalations sont continuées pendant trois semaines sans que les quintes cessent complètement ; on notait en effet 4 ou 5 quintes par jour mais peu pénibles.

OBSERVATION XII

(Due à l'obligeance de M. le docteur Lemonnier, à Flers.)

Enfant J..., âgé de 8 ans et demi, vigoureux. Aucune maladie antérieure sauf des végétations adénoïdes, dont il fut opéré il y a un an et demi.

Fut atteint de coqueluche en décembre 1898. Le nombre des quintes est de 18 par 24 heures, mais sans reprises. Pas de vomissements. Catarrhe peu intense.

Traitement : Deux inhalations par jour, avant chacun des deux principaux repas, et d'une durée de 20 minutes. Au 4ᵉ jour du traitement, les quintes ne sont plus qu'au nombre de 4 en 24 heures. On cesse alors les inhalations pendant deux jours et le nombre des quintes augmente. On reprend ensuite les inhalations, et en deux jours les quintes sont atténuées dans la même proportion que lors des premières inhalations. Après six jours d'inhalations en tout, on cesse à nouveau le traitement et le nombre des quintes ne dépasse pas 4 par 24 heures.

OBSERVATION XIII

(Due à l'obligeance de M. le docteur Lemonnier
à Flers-de-l'Orne).

Enfant A..., âgé de 3 ans et neuf mois, un peu rachitique. opéré de végétations adénoïdes 3 mois avant d'avoir la coqueluche qu'il prit en décembre 1898.

Le nombre des quintes s'élève rapidement à 22 ou 25 par vingt-quatre heures. Quintes intenses, à ce point que l'une d'elles dure, pendant la nuit, exactement une demi-heure. Souvent des vomissements suivent la quinte.

Traitement : Inhalations d'ozone : une avant chacun des principaux repas et d'une durée d'un quart d'heure.

Dès le lendemain des inhalations on note la durée moins longue des quintes et la cessation des vomissements. Le quatrième jour du traitement, le nombre des quintes n'est plus que de cinq par 24 heures. On cesse les inhalations, les quintes augmentent. Après deux jours d'interruption, on recommence les inhalations, et alors la chute à 4 ou 5 quintes par 24 heures se maintient sans élévation nouvelle.

OBSERVATION XIV

Cette observation est constituée par une note générale que M. le docteur Lemonnier a bien voulu nous communiquer, au sujet de sept cas où les inhalations furent faites par les soins des parents eux-mêmes.

J'ai fait suivre le traitement par les inhalations d'ozone, dit M. le docteur Lemonnier, à sept autres enfants dont six étaient atteints de coqueluche d'intensité moyenne et un de coqueluche grave.

Ce dernier était un hérédo-syphilitique de 4 ans qui avait plus de 30 quintes par 24 heures, vomissait presque à chaque quinte et avait de plus un catarrhe inquiétant.

En cinq à huit jours au maximum, j'ai transformé ces sept coqueluches, dont une était grave, en coqueluches insigni-fiantes : les vomissements disparurent, la gaieté revint et le nombre des quintes ne dépassait plus 8 en 24 heures.

Je vous donne ces renseignements dans une note générale, nous écrit M. Lemonnier, car ces sept enfants ont été soignés avec le même ozoneur, mais les inhalations ont été faites par les parents eux-mêmes. Je ne voyais pas les enfants chaque jour, mais les parents me tenaient un compte exact du nombre des quintes. Six des petits malades ont été traités dès que le diagnostic a été porté et aucun d'eux n'a été soumis à un autre traitement que celui par les inhalations d'ozone.

OBSERVATION XV

(Rapportée par M. le professeur Bordier de Lyon *in Archives d'électricité médicale, expérimentale et clinique*, Lyon, 1901. Recueillie à la Charité de Lyon dans le service de M. le docteur Weill.)

Marie D..., 3 ans.

Dates		Nombre de quintes par 24 heures.	Observations
4	Mai 1901 :	12	Ozonisation : 10 minutes.
5	—	18	
6	—	10	
7	—	10	
8	—	11	
9	—	8	
10	—	6	

11	Mai 1901 :	7	Ozonisation : 10 minutes.
12	—	5	—
13	—	6	—
14	—	4	—
15	—	6	—
16	—	5	—
17	—	6	—
18	—	4	—
19	—	3	—
20	—	3	—
21	—	2	—
22	—	3	—
23	—	2	—
24	—	2	—
25	—	1	—
26	—	2	
27	—	1	
28	—	1	
29	—	Exeat	Guérison après 17 séances.

OBSERVATION XVI

Rapportée par M. le professeur Bordier de Lyon *in Archives d'électricité médicale, expérimentale et clinique*, Lyon, 1901.

Mélanie L…, 3 ans 6 mois.

Dates		Nombre des quintes par 24 heures.	Observations
1er	Mai	8	
2	—	5	Ozonisation : 10 minutes.
3	—	4	
4	—	6	Ozonisation : 10 minutes.
5	—	3	
6	—	8	

7	Mai	7	
8	—	8	
9	—	6	Ozonisation : 10 minutes.
10	—	5	—
11	—	4	—
12	—	3	—
13	—	4	—
14	—	5	—
15	—	2	—
16	—	3	—
17	—	3	—
18	—	4	—
19	—	5	—
20	—	6	—
21	—	4	—
22	—	2	—
23	—	3	—
24	—	2	—
25	—	2	
26	—	1	
27	—	1	
28	—	0	
29	—	1	
30	—	0	Exeat. Guérison après 18 séances.

OBSERVATION XVII

P... Auguste, âgé de cinq ans et demi, entre à l'Hôpital des Enfants-Malades, le 5 septembre 1901.

Antécédents héréditaires : Père et mère bien portants, ayant deux autres enfants, dont un atteint de coqueluche.

Antécédents personnels : Rougeole à l'âge de trois ans, tousse depuis 3 ou 4 mois.

Etat actuel : Ce petit malade qui a la coqueluche depuis quelques jours seulement a des quintes très violentes avec environ 18 reprises bruyantes, presque toujours suivies de vomissements.

Traitement : Ozonisation : trois séances de dix minutes par jour pendant quinze jours.

La température pendant toute la durée de la maladie fut de 37°5.

Les vomissements cessent.

Les quintes et les reprises ont progressivement diminué comme le montre le tableau ci dessous :

TABLEAU DES QUINTES

Nombre des quintes avant le traitement	Nombre des quintes pendant le traitement
5, 9, 8, 12, 12, 11.	10, 9, 10, 10, 11. 10, 9, 9, 8, 8, 7, 7, 5, 3. 4, 3, 3, 2, 1.

TABLEAU DRS REPRISES

Nombre des reprises avant le traitement	Nombre des reprises pendant le traitement
18, 18, 18, 18, 18, 18.	10, 11, 8, 8, 6, 6, 4, 4, 4, 2, 2, 2, 1, 1, 1, 1.

Observation XVIII

Ch... Henri, âgé de deux ans, entre le 29 mai 1901 à l'Hôpital des Enfants-Malades.

Antécédents héréditaires : Père mort l'an dernier, à l'âge de 59 ans, de bronchite (?). Mère âgée de 39 ans, rhumatisante. Ont eu quatre enfants dont deux sont morts à la naissance et un autre, à l'âge de trois ans, de méningite.

Antécédents personnels : Elevé au sein maternel et au biberon. Sevré à 17 mois. A eu la varicelle et la rougeole en novembre dernier; a toujours toussé depuis, il y a six jours, la coqueluche s'est franchement déclarée.

Etat actuel : Les quintes sont très fortes et très longues avec une moyenne de 4 à 5 reprises.

TABLEAU DES QUINTES

Nombre des quintes avant le traitement	Nombre des quintes pendant le traitement
4. 7, 8, 10, 9, 10, 9, 12, 14, 12, 9, 14, 12, 12, 11, 12, 10, 8, 10, 10, 9, 8, 9.	9, 6, 4, 5, 6, 4, 4, 4, 3, 2. Toutes quintes très courtes, presque insignifiantes.

TABLEAU DES REPRISES

Nombre des reprises avant le traitement	Nombre des reprises pendant le traitement
Moyenne de 4 à 5.	Pas de reprises.

OBSERVATION XIX

C... Raymond, âgé de deux ans et demi, est entré salle Blache à l'Hôpital des Enfants-Malades, le 12 juin 1901.

Antécédents héréditaires : Mère 32 ans, bien portante. Père, 33 ans, également bien portant.

Antécédents personnels : Elevé au sein maternel jusqu'à huit mois ; rougeole en avril dernier sans suites immédiates. Deux mois après, l'enfant qui est rachitique et n'a jamais marché, entre à la salle Blache uniquement pour être envoyé à Berck. Huit jours après son entrée dans le service, il prend la coqueluche. Poids de l'enfant : 7 kilos 150 gr.

Etat du malade : Ce petit malade a des quintes subintrantes (trois dans une) avec une trentaine de reprises qu'il semble pouvoir continuer à volonté sans asphyxie et sans fatigue apparente. Ces quintes sont rarement spontanées mais provoquées la plupart par une cause légère.

Traitement : L'enfant fut soumis aux inhalations d'ozone du 13 au 24 juillet : le nombre des quintes et des reprises s'abaissa progressivement : l'enfant quitta le service le 31 juillet, pesant 9 kilos.

TABLEAU DES QUINTES

Nombre des quintes avant le traitement	Nombre des quintes pendant le traitement
8, 8, 12, 14, 12, 13 (toutes quintes subintrantes).	13, 10, 11. 10, 10, 12. Malgré le traitement le nombre des quintes ne diminue pas : on s'aperçoit alors que l'appareil à ozone ne fonctionne pas. On répare l'appareil et alors le nombre des quintes tombe à : 12, 8, 7, 8, 7, 6, 4, 7, 6, 5, 3, 7, 9, 7, 4, 5, 4, 5, 3, 2, 1.

TABLEAU DES REPRISES

Nombre des reprises avant le traitement	Nombre des reprises pendant le traitement
30, 30, 30, 30, 30, 28.	25, 17, 28, 25, 26, 25. Malgré le traitement, le nombre des reprises ne diminue pas sensiblement : on s'aperçoit alors que l'appareil producteur d'ozone ne fonctionne pas. On répare l'appareil et alors le nombre des reprises tombe à : 18, 20, 8, 3, 7, 7, 6, 6, 6, 6, 6, 5, 5, 4, 3, 3, 3, 3, 2, 1.

OBSERVATION XX

D... Marcel, âgé de 4 ans et demi entre à l'Hôpital des Enfants-Malades le 3 juin 1901.

Antécédents personnels : A eu la rougeole, la varicelle, de l'embarras gastrique, des coliques hépatiques (?).

État actuel : Cet enfant qui a la coqueluche depuis huit jours vomit tout ce qu'il prend ; les quintes sont intenses avec 12 reprises en moyenne. L'enfant crache peu : la température oscille autour de 38°. On constate un peu de bronchite.

Traitement : Dès le début l'ozone a rapidement diminué les quintes et les reprises et fait cesser les vomissements.

TABLEAU DES QUINTES

Nombre des quintes avant le traitement	Nombre des quintes pendant le traitement
6, 7, 5, 7, 7, 9, 8, 9, 10, 10, 8. 10	8, 7, 9, 10, 7, 8, 8, 5, 7, 5, 5, 4, 3, 5.

TABLEAU DES REPRISES

Nombre des reprises avant le traitement	Nombre des reprises pendant le traitement
Moyenne de 10 à 13 reprises pendant 12 jours.	12, 6, 2, 8, 14. (Jour froid). 8, 7, 5, 4, 5, 5, 6, 6, 6, 6, 5, 7.

Observation XXI

L... Edouard, âgé de trois ans, entre à l'Hôpital des Enfants-Malades, le 12 février 1901.

Antécédents héréditaires : Mère âgée de 42 ans presque aphone : en traitement pour un abcès des cordes vocales. Père âgé de 38 ans, absent. Ont eu six enfants, dont quatre actuellement vivants et bien portants. Deux sont morts, l'un à neuf mois, de pneumonie, l'autre à onze mois de convulsions.

Antécédents personnels : Fut élevé au sein maternel jusqu'à 13 mois. Est parti ensuite en nourrice d'où il est revenu il y a seulement 15 jours en très bon état, frais et potelé.

Etat à l'entrée : Pas d'ulcération du frein de la langue. Râles sibilants à droite. Quintes violentes avec nombreuses reprises. L'enfant devient noir à chaque quinte.

2 mars : Eruption de rougeole après cinq jours de température élevée.

6 mars : Quelques râles sous-crépitants aux bases.

L'éruption n'a pas calmé la coqueluche qui a été traitée jusqu'ici par le sirop d'atropine. On décide de soumettre l'enfant aux inhalations d'ozone.

TABLEAU DES QUINTES

Nombre des quintes pendant le traitement par le Sirop d'atropine.	Nombre des quintes pendant le traitement par l'Ozone.
13, 20, 15, 14, 21, 19, 20, 18, 18, 16, 16, 12, 19 ,20, 20, 18, 12, 21, 15, 18, 12, 17, 12, 14, 18, 18, 20, 24, 21, 15, 16, 17.	16, 12, 9, 6, 9, 10, 12, 8, 11, 7, 10, 6, 8, 6, 7, 8, 8. 14, 8, 7, 5, 6, 4, 3.

TABLEAU DES REPRISES

Nombre des reprises pendant le traitement par le Sirop d'atropine	Nombre des reprises pendant le traitement par l'Ozone
Moyenne de 18 à 20 reprises.	Moyenne de 2 à 4.

Observation XXII

J... Suzanne, âgée de 3 ans et demi, entre le 13 mai 1901 à l'hôpital des Enfants-Malades.

Antécédents héréditaires : Mère âgée de 29 ans, albuminurique. Père absent. Ont eu un autre enfant âgé de 9 ans actuellement.

Antécédents personnels : Fut élevée au sein maternel jusqu'à l'âge de 18 mois. N'a jamais été malade. Il y a 15 jours, fut renvoyée de l'école comme atteinte de coqueluche. Pendant ces 15 derniers jours, l'enfant était toujours dans la rue et c'est presque sans vêtements, dans un état de malpropreté extrême, le corps couvert de lésions dues à la phtiriase, qu'on l'amène à l'hôpital.

État à l'entrée : Quelques râles bulleux à gauche. Vulvite. Ulcération du frein de la langue. La petite malade a de fortes quintes.

Malgré son infection, après avoir isolé la petite malade, on commence les inhalations d'ozone, douze jours environ après son entrée dans le service; en même temps on la change de lit.

TABLEAU DES QUINTES

Nombre des quintes avant le traitement.	Nombre des quintes pendant le traitement.
9, 10, 9, 8, 9, 7, 9, 9, 9, 8, 11, 11, 10, 11, 10, 9, 8, 11, 12.	10, 5, 5, 6, 6, 6, 7, 5, 6, 5, 6, 4, 3.
Nombre des quintes pendant la suspension du traitement temps pendant lequel a évolué une broncho-pneumonie non tuberculeuse) : 7, 8, 10, 8, 7, 5, 7.	Les inhalations d'ozone sont alors suspendues pendant huit jours, l'enfant ayant de la broncho-pneumonie. Puis on les reprend : alors le nombre des quintes est le suivant : 3, 3, 4, 3, 2, 3, 2, 3, 2, 2. L'enfant quitte alors le service, le 7 juillet, dans un état relativement satisfaisant.

TABLEAU DES REPRISES

Nombre des reprises avant le traitement.	Nombre des reprises pendant le traitement.
Moyenne de 7 à 8.	Moyenne de 1 à 3.

7 juillet. Quitte le service dans un état relativement satisfaisant. A toujours eu bon appétit, toujours aussi des rougeurs, des boutons partout, de la rhinite.

N'a jamais vomi, ne crachait plus.

OBSERVATION XXIII

M... Julienne, âgée de trois ans et demi, entre à l'hôpital des Enfants-Malades le 2 septembre 1901.

Elle est atteinte de coqueluche depuis trois semaines environ. Les quintes sont très violentes, très prolongées. Pendant la quinte l'enfant se cyanose. Après la quinte l'enfant a l'air égaré.

TABLEAU DES QUINTES

Nombre des quintes avant le traitement.	Nombre des quintes pendant le traitement.
8, 8, 10, 18, 14, 14, 12, 13, 13, 14.	12, 13, 10.
Toutes quintes violentes et prolongées, accompagnées de cyanose.	Dès les premiers jours, disparition de la cyanose et de l'air égaré de l'enfant.
	6, 7, 9, 8, 8, 10, 8, 8, 8, 6, 4, 4, 4, 6, 7, 7, 9, 7, 8, 8, 6, 5, 4, 3.

TABLEAU DES REPRISES

Nombre des reprises avant le traitement.	Nombre des reprises pendant le traitement.
12, 12, 12, 12. 12, 12, 14, 15, 18.	12, 8, 5, 5, 5, 7, 7, 5, 4, 4. 4, 2, 2. 2, 2, 3, 3, 1, 1, 1.

Observation XXIV

H... Céline, âgée de 9 ans et demi, entre à l'hôpital des Enfants-Malades le 26 juin 1901.

Pas d'antécédents héréditaires.

Pas de renseignements précis sur le début de la coqueluche (date de 15 jours ou trois semaines environ).

Etat actuel : Quintes très fortes avec 21 reprises.

Râles dans la poitrine.

Traitement : Inhalations d'ozone ; au bout de trois jours les quintes et les reprises diminuent. On cesse les inhalations d'ozone, les quintes augmentent. On recommence les inhalations d'ozone, les quintes et les reprises diminuent très rapidement et tombent à zéro. La température oscille autour de 38° pendant tout le cours de la maladie.

TABLEAU DES QUINTES

Nombre des quintes avant le traitement.	Nombre des quintes pendant le traitement.
12.	7, 9, 9, 8.
Nombre des quintes pendant les 7 jours de cessation de traitement : 9, 12, 12, 8, 7, 7, 8.	On cesse le traitement pendant 7 jours puis on reprend les inhalations : le nombre des quintes est ensuite de : 9, 10, 10, 8, 5, 2, 1, 0.

TABLEAU DES REPRISES

Nombre des reprises avant le traitement.	Nombre des reprises pendant le traitement.
21.	19, 18, 14, 14.
Nombre des reprises pendant les 7 jours de cessation de traitement : 16, 24, 12. 10, 8, 7. 5, 4.	On cesse le traitement pendant 7 jours, puis on reprend les inhalations, le nombre des reprises est ensuite de : 3, 3, 3, 2, 2, 2. 1, 1, 0.

Observation XXV

B... Joseph, âgé de 5 ans, entre à l'hôpital des Enfants-Malades le 3 mai 1901, atteint d'une coqueluche probablement ancienne.

Etat actuel : Ne crache pas. Vomit ses aliments.

Quintes fortes avec une douzaine de reprises.

Traitement : Inhalations d'ozone. Les vomissements cessent, les quintes diminuent. L'enfant sort en très bon état le **16 mai**, pour aller à la campagne

TABLEAU DES QUINTES

Nombre des quintes avant le traitement.	Nombre des quintes pendant le traitement.
4, 8, 9.	8, 7, 6, 8, 7, 7, 8, 7, 6, 3, 3.

TABLEAU DES REPRISES

Nombre des reprises avant le traitement.	Nombre des reprises pendant le traitement.
15, 14, 14.	14, 1, 1, 3, 3, 4, 8, 6, 2, 2, 2.

Observation XXVI

G... Germaine, âgée de cinq ans entre à l'hôpital des Enfants-Malades le 4 juin 1901. Cette enfant qui n'a jamais été malade a la coqueluche depuis 3 semaines environ. Les quintes sont longues avec 9 reprises environ. L'enfant vomit après chaque repas.

On la soumet aux inhalations d'ozone pendant 12 jours. Dès le 4e jour, l'enfant n'avait plus que 6 à 7 quintes sans reprises.

TABLEAU DES QUINTES

Nombre des quintes avant le traitement.	Nombre des quintes pendant le traitement.
10, 13, 11.	9, 8, 7, 7, 6, 7, 6, 7, 6, 4, 5, 5, 4, 4.

TABLEAU DES REPRISES

Nombre des reprises avant le traitement.	Nombre des reprises pendant le traitement,
9, 9, 9.	6, 4, 2, 2, 0, 0, 0, 0, 0.

Observation XXVII

G... Amélie, âgée de 5 ans, entre le 15 juillet 1901 à l'hôpital des Enfants-Malades. Cette enfant a la coqueluche depuis 3 semaines. Les reprises sont assez nombreuses et elle vomit tout ce qu'elle prend.

On la soumet aux inhalations d'ozone. Son état s'améliore rapidement : les quintes, les reprises et les vomissements disparaissent vite.

TABLEAU DES QUINTES

Nombres des quintes avant le traitement.	Nombre des quintes pendant le traitement.
12, 13.	8, 5, 6, 6, 2, 1.

TABLEAU DES REPRISES

Nombre des reprises avant le traitement.	Nombre des reprises pendant le traitement.
12, 12.	10, 5, 4.

Observation XXVIII

E... Joseph, âgé de 26 mois, entre le 25 mars à l'Hôpital des Enfants-Malades.

Antécédents héréditaires : Père mort tuberculeux. Mère malade.

Antécédents personnels ; A eu une angine diphtérique il y a un mois, rentre à Aubervilliers où il prend la coqueluche ; tousse depuis trois semaines jusqu'à 12 à 15 fois la nuit.

Traitement : Six jours après son entrée dans le service, on le soumet aux inhalations d'ozone. On continue le traitement pendant quatre jours. Le 6 avril, élévation de température e^t rougeole, on cesse l'ozonisation pendant douze jours. A la fin de la rougeole, on observe une recrudescence des quintes qui avaient diminué pendant cette dernière maladie. On reprend l'ozonisation et les quintes diminuent rapidement.

TABLEAU DES QUINTES

Nombre des quintes avant le traitement	Nombre de quintes pendant le traitement
19, 17, 17, 16, 19, 16.	14, 16, 16. 15, 12.
Nombre des quintes pendant la durée de la rougeole	L'enfant ayant pris la rougeole, on suspend l'ozonisation.
12, 12, 12, 10, 6, 7, 6, 8, 11, 15, 16, 13.	Nombre des quintes lors de la reprise du traitement, à la fin de la rougeole :
	16, 15, 13, 13, 10, 7, 5, 6, 6, 7, 6, 6, 8.
	A partir de ce moment la toux prend le caractère bronchitique ; on n'observe pas de reprises.

TABLEAU DES REPRISES

Nombre des reprises avant le traitement	Nombre de reprises pendant le traitement
22, 20, 19, 19, 18, 18.	14; 14. 15, 13, 13.
Nombre de reprises pendant la durée de la rougeole: 13, 11, 12, 11, 12, 11, 11, 11, 11.	Nombre des reprises, lors de la reprise du traitement, à la fin de la rougeole : 11. 0, 0, 0, 0, jusqu'à la fin.

Observation XXIX

D... Paule, âgée de 9 ans et demi, entre le 12 juillet à l'Hôpital des Enfants-Malades.

Elle est atteinte de coqueluche depuis trois semaines.

Les quintes sont peu intenses et les reprises peu nombreuses.

On la soumet néanmoins aux inhalations d'ozone.

TABLEAU DES QUINTES

Nombre des quintes avant le traitement	Nombre des quintes pendant le traitement
8, 8, 8, 8.	8, 5, 4, 6, 6, 4, 1, 6, 5, 6. 4, 3, 3, 2, 2, 3, 1, 1, 2 1.

TABLEAU DES REPRISES

Nombre des reprises avant le traitement	Nombre des reprises pendant le traitement
9, 8, 7, 7.	7, 6, 6, 5, 5, 9, 5, 5, 4, 3, 3, 3, 2, 2, 1.

Observation XXX

P... Suzanne, âgée de deux ans et demi, entre à l'Hôpital des Enfants Malades le 17 septembre 1901.

Elle est atteinte de coqueluche datant de trois semaines.

Sept jours après son arrivée elle est soumise aux inhalations d'ozone. Les quintes diminuent et disparaissent assez rapidement.

TABLEAU DES QUINTES

Nombre des quintes avant le traitement	Nombre des quintes pendant le traitement
7, 10, 12, 12, 14, 15.	14, 12, 12, 10, 8, 9, 8, 8, 7, 9, 6, 9, 9, 7, 6. 6.

TABLEAU DES REPRISES

Nombre des reprises avant le traitement	Nombre des reprises pendant le traitement
Moyenne de 18 à 20.	9, 9, 8, 8, 8, 0, 1, 1, 1. 0. 0, 0.

OBSERVATION XXXI

P... Juliette, âgée de 4 ans, entre à l'hôpital des Enfants-Malades le 10 juillet 1901.

Antécédents héréditaires : Mère âgée de 25 ans ; bien portante. Père âgé de 28 ans, a une laryngite, ont eu 3 enfants, dont un mort de diarrhée à 4 mois : le troisième est né aujourd'hui.

Antécédents personnels : Elevée au sein maternel jusqu'à l'âge de 5 mois, puis au lait de chèvre, à la campagne où, un peu plus âgée, elle buvait du vin pur, du café et de l'eau-de-vie de marc. Ramenée à Paris il y a 4 mois, a eu la rougeole, suivie de la coqueluche.

Etat actuel : Quintes très fortes, l'enfant vomit tout ce qu'elle prend. Furoncle de la cuisse avec lymphangite.

Traitement : Inhalations d'ozone. Diminution des quintes et cessation des vomissements et de la cyanose.

TABLEAU DES QUINTES

Nombre des quintes avant le traitement.	Nombre des quintes pendant le traitement.
18, 10, 10.	5, 4.
Quintes fortes avec cyanose et convulsions.	On cesse les inhalations pendant 7 jours : au bout de ce temps on les reprend et voici ce que deviennent les quintes : 14, 3.
Nombre des quintes pendant les 7 jours de cessation de traitement : 9, 9, 8, 7, 8, 14, 15.	Sur la demande de sa mère, l'enfant quitte alors le service.

TABLEAU DES REPRISES

Nombre des reprises avant le traitement.	Nombre des reprises pendant le traitement.
18, 18, 10.	4.

Observation XXXII

B... Marcel, âgé de 4 ans, entre le 23 avril 1901, à l'hôpital des Enfants-Malades.

Antécédents héréditaires : Mère âgée de 35 ans, s'enrhume facilement, dit-elle. Père mort phtisique à 39 ans, après 5 ans de maladie : ont eu 2 enfants, dont une petite fille de 2 mois, morte salle Guersant, il y a 3 semaines, probablement de pneumonie.

Antécédents personnels : Elevé au biberon, à la campagne jusqu'à l'âge de 3 ans. Fut toujours malade : diarrhée, convulsions.

Etat à l'entrée : L'enfant a une forte coqueluche : les quintes ne sont pas très nombreuses, mais les reprises sont longues.

L'enfant est traité par l'ozone : il sort le 21 mai, ayant encore 3 ou 4 quintes, mais avec seulement 2 ou 3 reprises.

TABLEAU DES QUINTES

Nombre des quintes avant le traitement.	Nombre de quintes pendant le traitement.
Moyenne de 15.	15, 4, 4, 4, 4, 4, 4, 4, 4, 4, 3, 2, 2, 2.

TABLEAU DES REPRISES

Nombre des reprises avant le traitement.	Nombre des reprises pendant le traitement.
6, 8, 10, 10, 10, 9, 8, 8, 9, 9, 10.	9, 7, 6, 7, 6, 8, 9, 8, 8, 7, 6, 5, 4, 4, 3.

Observation XXXIII

D... Léa, âgé de trois ans et demi, entre à l'hôpital des Enfants-Malades le 13 juin 1901.

Etat actuel. — La maladie date de 15 jours : les quintes sont extrêmement violentes, l'enfant asphyxie presque à chaque quinte. Pas d'ulcération du frein de la langue. Vomissements alimentaires abondants. Dès qu'elle commence à tousser cette enfant a une convulsion : elle devient violacée, se raidit et se renverse en arrière, en arc. Cet état dure une minute. Quand l'enfant revient à elle, elle demeure égarée pendant quelques instants. Le jour de son entrée elle a eu 9 quintes semblables.

Traitement. — Inhalations d'ozone. Après une inhalation d'ozone l'enfant a seulement 6 quintes ordinaires sans asphyxie, ni convulsions, ni vomissements.

Pendant toute la journée du 15 juin l'enfant n'a pas toussé du tout jusqu'au lendemain soir.

Le 16 juin on observe quelques quintes comme au premier jour puis, à partir de ce moment, cessation définitive des grandes quintes.

TABLEAU DES QUINTES

Nombre des quintes avant le traitement	Nombre des quintes pendant le traitement
9 quintes avec cyanose et convulsions.	6, 0, 2, 0, 2, 5 (petites quintes très courtes), 3, 3, 3, 2.

Observation XXXIV

V... Germaine, âgée de trois ans et trois mois, entre le 7 septembre 1901 à l'hôpital des Enfants-Malades.

Antécédents héréditaires. — Mère âgée de 24 ans, bien portante. Père âgé de 29 ans, a une laryngite chronique. Ont eu trois enfants dont un de deux mois et demi vient de mourir de broncho-pneumonie. L'autre âgé de dix-sept mois tousse.

Antécédents personnels. — Elevée au biberon en Savoie. Dentition tardive, ne se développe pas. Revenue de nourrice il y a un an, ne sait pas parler, commence à peine à marcher. Est malpropre, inintelligente, a un genu valgum double et la tête grosse. Pèse 9 k. 200 seulement. A eu la rougeole il y a un mois, suivie de la coqueluche.

Etat actuel. — Pas d'ulcération du frein de la langue. Quintes violentes, avec asphyxie, mais courtes. Entre la quinte et la reprise s'écoule un long temps : l'enfant reste environ 40 secondes en suspens, angoissée, congestionnée, puis reprend son inspiration. Cette particularité a disparu dès les premières inha_ lations d'ozone.

Traitement. — Inhalation d'ozone : amélioration rapide.

TABLEAU DES QUINTES

Nombre des quintes avant le traitement	Nombre des quintes pendant le traitement
7. 9, 11, 11, 12, 12, 10.	10, 5, 3, 5, 5, 6, 5, 3, 3.

TABLEAU DES REPRISES

Nombre des reprises avant le traitement	Nombre des reprises pendant le traitement
Moyenne de 3 reprises. *Particularité*. — Entre la quinte et la reprise l'enfant reste environ 40 secondes en suspens, angoissée, congestionnée, puis, reprend son inspiration.	3, 2, 0, 0, 0, jusqu'à la sortie de l'enfant.

Observation XXXV

Recueillie dans le service de M. Comby.

Enfant A..., coqueluche datant de quatre semaines ; traitée par la soderséine, les quintes s'abaissent lentement, on soumet alors la malade aux inhalations d'ozone.

TABLEAU DES QUINTES

Nombre des quintes pendant le traitement par la soderséine	Nombre des quintes pendant le traitement par l'ozone
11, 10, 10, 9, 9, 8, 8, 7, 9, 7.	7, 2, 4, 4, 2.

Observation XXXVI

Recueillie dans le service de M. Comby.

Enfant M..., a la coqueluche depuis quatre semaines. Soumise au traitement par la soderséine elle a néanmoins et cela pendant 15 jours, 9 à 13 quintes par 24 heures suivies parfois de vomissements.

L'enfant a de plus une dizaine de reprises à chaque quinte.

Vu ce nombre de reprises, on ozonise la malade, au bout de 3 jours, on ne compte plus que 4 à 5 reprises, au bout de 5 ou 6 jours, plus de reprises du tout.

Les quintes sont plus courtes, l'enfant ne vomit plus et ne crache plus.

De la lecture de ces observations, que ressort-il ?

Que l'ozone a une action sur le nombre des quintes et des reprises, sur la durée de la quinte, et sur les complications, soit infectieuses, soit mécaniques, de la coqueluche.

ACTION SUR LE NOMBRE DES QUINTES

Bien que le nombre des quintes varie suivant une foule de circonstances, on admet généralement qu'il augmente jusqu'à la fin de la quatrième ou cinquième semaine, qu'il reste stationnaire et diminue ensuite.

Les coqueluches que nous avons vu soigner par l'ozone étaient toutes assez intenses soit par la quantité, soit par la qualité des quintes. La moyenne des quintes était de 15 à 25 par 24 heures.

Les premiers observateurs, docteur Hellet, docteur Caillé, docteur Labbé, docteur Doumer ne manquèrent pas de remarquer que l'ozone avait une action efficace sur le nombre des quintes : tous sont en effet unanimes à déclarer que dès les premiers jours du traitement, quelquefois même après deux ou trois inhalations seulement, les quintes diminuèrent.

Dans les observations du docteur Lemonnier, nous trouvons les résultats suivants :

Observation XI. — Nombre des quintes avant le traitement ; 16 à 18 et, 8 jours après le début des inhalations, 5 quintes seulement par 24 heures.

Observation XII. — Nombre des quintes avant le traitement : 18. Après 4 jours d'ozonisation, on ne compte plus que 4 quintes.

Il serait fastidieux de continuer cette énumération, et de l'étendre aux observations recueillies chez M le docteur Comby ; il suffit de regarder chaque tableau où nous avons relevé le nombre des quintes avant le traitement et le nombre des quintes pendant l'ozonisation.

On pourrait nous objecter que rien ne prouve que cette diminution du nombre des quintes soit due à l'ozone, qu'il y a eu là une simple coïncidence heureuse, qu'on est arrivé au bon moment, moment de la décroissance des quintes par exemple.

Cette objection aurait sa valeur si les cas traités étaient peu nombreux, si on n'avait pas soumis à l'ozone et des coqueluches récentes et des coqueluches anciennes ; elle tombe du reste d'elle-même devant ce fait indiscutable noté par tous ceux qui ont employé ce traitement et que nous avons observé nous-même (observ. XXII, XXIV, XXXI) : c'est que, dans tous les cas où, soit volontairement, soit pour toute autre raison, les inhalations d'ozone furent cessées dans le cours du traitement, le nombre des quintes se mit immédiatement à remonter pour diminuer de nouveau par l'ozonisation.

L'efficacité de l'ozone sur la diminution du nombre des quintes ne saurait donc être mise en doute.

ACTION SUR LES REPRISES

On appelle reprise l'inspiration bruyante qui se produit après une série d'expirations convulsives.

Les reprises constituent, avec les séries d'expirations qui les précèdent, l'élément le plus spasmodique de la coqueluche.

Dans les observations publiées antérieurement à ce travail, il n'en est pas toujours parlé, nous avons cru bon d'en prendre exactement le nombre, et de noter ce que deviennent les reprises sous l'influence de l'ozone; tel malade qui en effet aurait 10 quintes avec seulement une moyenne de 3 ou 4 reprises, ne serait pas aussi gravement atteint que tel autre qui, par exemple n'aurait que 5 quintes avec 6 ou 8 reprises. Il est aisé en effet de concevoir que plus les reprises sont nombreuses, plus « les actes respiratoires du malheureux patient sont gênés » et plus il est « épuisé de fatigue ».

Dans les observations recueillies chez M. le docteur Comby, nous avons donné dans un tableau la moyenne des reprises pour chaque quinte. Il sera aisé de suivre la marche de ces reprises sous l'influence du traitement, marche qui est absolument la même que celle des quintes.

Ce serait donc nous répéter que d'insister sur ce point : tout ce que l'on pourrait ajouter, pour les reprises, c'est que la diminution se fait quelquefois plus brusquement que pour les quintes.

ACTION SUR LA DURÉE DE LA QUINTE

De l'action de l'ozone sur le nombre des reprises, nombre qui constitue la durée de la quinte et qui est diminué par les inhalations d'ozone, on peut conclure logiquement que par cela même la durée de la quinte est abrégée notablement.

Une observation typique à cet égard est l'observation XIII dans laquelle M. le docteur Lemonnier cite un enfant ayant des quintes si longues que l'une d'entre elles dura exactement une demi-heure. Dès le lendemain des premières inhalations les quintes furent moins longues.

Nous avons du reste observé des faits de ce genre : Obs. XVIII-XXIII.

ACTION SUR LES VOMISSEMENTS, LA CYANOSE, LES CONVULSIONS ET L'ÉTAT GÉNÉRAL

Dans toutes les observations de coqueluches où les quintes étaient accompagnées de vomissements de cyanose et de convulsions, les observateurs sont unanimes à faire remarquer la disparition de tous ces accidents et cela, rapidement, par les inhalations d'ozone.

Les vomissements rentrent pour ainsi dire dans les phénomènes inhérents à la coqueluche, car l'on peut dire qu'ils constituent le phénomène terminal de toute grande quinte. Le vomissement, par sa répétition fréquente, peut devenir grave, car il met les enfants dans un véritable état d'inanition avec toutes ses conséquences. Il y a donc lieu de s'en préoccuper et de ne point négliger son traitement.

Dans l'observation II, M. Derecq remarque que les vomissements cessent.

Observation IX, M. le docteur Doumer dit : « le

petit enfant qui avait à peu près tous les jours des vomissements alimentaires, n'en eut plus à partir du début du traitement. »

Observations X, XIII, XIV, M. le docteur Lemonnier fait la même remarque.

On pourra voir, observations XVII, XX XXVII, XXXI, XXXIII, XXXV, les vomissements céder aux inhalations d'ozone, ce qui se comprend facilement du reste, car ce traitement diminuant et le nombre et la durée des quintes réduit au minimum l'action provocatrice du vomissement.

On sait que, dans les coqueluches intenses, et pendant les violents accès, on peut voir survenir des convulsions. Cela n'est pas surprenant ; en effet, comme le dit M. Brochin dans son article Coqueluche du *Dictionnaire encyclopédique des sciences médicales* : l'accès de toux n'étant lui-même, en définitive, qu'une convulsion, rien ne doit moins étonner que de voir ce spasme glottique et cet état semi-convulsif de tout le système musculaire de la respiration retentir sur le système nerveux tout entier, notamment sur le système nerveux spinal, et provoquer des mouvements convulsifs des membres. Heureux, ajoute Brochin, lorsque la mort épargne les petits malades, s'ils ne conservent pas de ces attaques, des traces indélébiles, des contractures, des déviations ou des déformations consécutives irrémédiables. Quelquefois, la mort peut survenir au premier accès, amenée par l'occlusion spasmodique de la glotte dont la durée dépasse les limites compatibles avec l'existence

D'autres fois elle ne survient qu'après un assez grand nombre d'accès répétés, et a lieu, dans ce cas-là, comme par une sorte d'épuisement nerveux et de marasme.

Les convulsions, dans la coqueluche, sont donc graves. MM. Rilliet et Barthez ont observé plusieurs cas de mort par convulsions chez des coquelucheux, or, il n'est pas négligeable de rapporter ainsi ce qu'a pu faire l'ozone dans les quelques cas de coqueluche, avec convulsions, que nous avons observés.

Observation XXXI. — La petite malade avait des quintes accompagnées de cyanose et de convulsions : tout rentre si bien dans l'ordre qu'on cesse les inhalations au bout de 2 jours, pour les reprendre après, les quintes augmentant.

Le même résultat heureux est encore signalé dans les observations XXXIII et XXXIV. De l'action bienfaitrice de l'ozone sur le nombre et la durée des quintes, sur les reprises, sur les vomissements, la cyanose et les convulsions, il est facile d'en déduire l'action sur les complications soit mécaniques soit infectieuses de la coqueluche.

Les petits malades sont moins exposés aux épistaxis, aux otorrhagies par rupture du tympan, à l'ulcération du frein de la langue, à la hernie, au prolapsus du rectum, à l'emphysème, en un mot à toutes les complications mécaniques puisque, de par les inhalations d'ozone, les causes qui peuvent faire naître ces complications sont supprimées, ou amoindries.

De plus, les petits malades moins fatigués, reprennent de l'appétit ; la gaieté et la bonne mine reviennent ; le sommeil est meilleur et partant, l'organisme peut reprendre plus facilement le dessus et lutter victorieusement non seulement contre la coqueluche elle-même mais encore contre les infections secondaires à la coqueluche, laquelle ayant créé un « *locus minoris resistentiæ* » facilite malheureusement trop souvent leur œuvre néfaste, surtout dans les milieux hospitaliers.

ACTION SUR LA DURÉE DE LA MALADIE

Il nous a été difficile de nous faire une opinion personnelle sur ce point, car, observant dans un milieu hospitalier des enfants atteints de coqueluche avant leur entrée à l'hôpital, il nous était peu facile de fixer exactement le début de la maladie.

Cependant, d'après MM. Labbé D. et Oudin qui ont observé dans la clientèle privée, il semblerait que la durée de la maladie soit abrégée par l'ozonisation.

Voici en effet ce qu'on peut remarquer dans les observations de MM. Labbé et Oudin, qui ont noté le début et le nombre de jours de la maladie.

Observation I (de MM. Labbé et Oudin), durée totale de la maladie : 35 jours.

Observation II, 21 jours.

Observation III, 30 jours.

Observation IV, 30 jours.

Observation V, 35 jours.

La durée moyenne d'une coqueluche étant de six semaines environ, on voit que d'après MM. Labbé-D. et Oudin, la durée de la maladie est abrégée.

Comment agit l'ozone dans la coqueluche ?

Nous avons vu que l'ozone selon les uns pouvait augmenter le taux de l'oxyhémoglobine : ce serait une action, qui même dans la coqueluche ne serait pas négligeable, mais en tout cas cela n'est pas suffisant pour expliquer l'efficacité de l'ozone dans la coqueluche. De plus, M. le professeur Bordier prétend que l'oxyhémoglobine n'est pas du tout influencée par le passage de l'ozone dans le sang.

Ce serait plutôt par son pouvoir antiseptique que l'ozone agirait dans la coqueluche.

Le professeur Bordier a démontré l'action bactéricide de l'ozone et, à l'heure actuelle, comme tout tend à faire croire que la coqueluche est une maladie microbienne, il n'est que logique de supposer que l'ozone a une action sur l'agent pathogène de la coqueluche.

D'après ce que nous venons de dire de l'ozone, il peut, croyons-nous, soutenir la comparaison avec n'importe quel autre médicament utilisé contre la coqueluche.

Et ces médicaments sont nombreux !

Contre le catarrhe des voies respiratoires on cherche à lutter avec les balsamiques, le tolu, le benjoin, la térébenthine, et contre l'élément nerveux avec la belladone, la jusquiame, l'aconit, l'atropine, le bromoforme

On a préconisé tour à tour la quinine, la résorcine, la créosote, l'antipyrine, les inhalations d'éther, de chloroforme, d'oxygène saturé de vapeurs médicamenteuses, les pulvérisations d'eau phéniquée, salicylée, bromurée, les badigeonnages de cocaïne etc.

On a même inventé un sérum contre la coqueluche, le sérum de Kélaïditès, lequel du reste n'a pas pu faire ses preuves.

La plupart de ces médicaments ont échoué entre des mains habiles.

Nous ne parlerons pas ici des balsamiques, car, à proprement parler, ils ne constituent pas un traitement de la coqueluche.

Des autres, nous ne retiendrons pour établir une comparaison que ceux qui passent actuellement pour avoir quelque action efficace dans la coqueluche, notamment la belladone, l'atropine, l'antipyrine, les inhalations d'oxygène saturé de vapeurs médicamenteuses et le bromoforme.

Du traitement par la belladone, nous avons peu à dire ; médicament antispasmodique, la belladone peut être utile, mais son emploi est délicat et ne saurait être prolongé longtemps sans avoir à redouter l'intoxication.

De plus, il n'est pas de praticien qui n'ait vu maintes fois la belladone demeurer absolument inefficace dans la coqueluche.

Ce que nous venons de dire de la belladone s'applique aussi à l'atropine ; on pourra du reste, en consultant l'observation XXI, avoir sous les yeux un bel exemple de l'inefficacité de l'atropine.

Dans une thèse soutenue en 1896, M. Le Goff préconise le traitement par l'antipyrine.

Sur 300 malades, il aurait obtenu, avec ce médicament, 196 guérisons ou améliorations : la durée du traitement était de 35 jours en moyenne.

Nous ferons d'abord remarquer que la proportion de non guéris et non améliorés est déjà respectable et que l'antipyrine ne semble agir que lentement.

De plus, l'antipyrine a quelques inconvénients : elle peut être la cause d'érythèmes, et nécessite chez tous les petits malades un examen approfondi du rein ; en outre sa valeur n'est pas indiscutable, M. le docteur Comby la nie : « A l'hôpital, dit-il, l'antipyrine a échoué entre mes mains. » (IIe Congrès de médecine interne, Bordeaux.)

En 1898, M. Lacroix fait connaître un traitement nouveau, dit-il, de la coqueluche : ce traitement consiste en inhalations d'oxygène saturé de vapeurs médicamenteuses ; les médicaments employés pour la saturation de l'oxygène sont le bromure de camphre, l'eau de laurier-cerise, le bromoforme.

Les résultats obtenus par ce traitement, loin d'être mauvais, ne sont pas comparables à ceux obtenus par les inhalations d'ozone.

En effet, l'auteur remarque lui-même que parfois, au début, le nombre des quintes augmente sous l'influence du traitement pour ne baisser que le 4e ou le 5e jour.

N'est-ce point là un grave inconvénient ? Quelle influence néfaste aurait ce traitement dans certaines coqueluches graves où les quintes, nombreuses et de longue durée, sont parfois accompagnées de cyanose et de convulsions comme nous en avons rapporté plusieurs observations ! !

De plus, il nous semble difficile de doser par ce moyen la quantité du médicament absorbé, ce qui a bien son importance lorsqu'il s'agit de médicaments comme l'eau de laurier-cerise, le bromure de camphre et surtout le bromoforme. En effet, on connaît bien la quantité du médicament mise sur la pierre du saturateur mais on ignore totalement ce que peut absorber le petit malade.

Le bromoforme est employé contre la coqueluche : en 1896 M. Michaïlovich, et en 1899, M. Charpentier ont fait connaître les résultats de ce traitement.

Le bromoforme est un bon antispasmodique, il a donné quelques résultats, mais il est aussi resté quelquefois inefficace : de plus l'administration de ce médicament est très délicate : les petits malades soumis au traitement bromoformé subissent des effets d'accumulation d'action et par suite une surveillance minutieuse est nécessaire.

On peut même ajouter que malgré cette surveillance, des praticiens compétents et expérimentés n'ont pu éviter des commencements d'intoxication.

Cet inconvénient, à lui seul, sans parler de l'inefficacité trop souvent reconnue de ce médicament, suffit à diminuer sa valeur.

De toutes ces médications, il n'en est pas, croyons-nous, qui soit aussi pratique que l'ozonisation. M. le docteur Lemonnier, de Flers (Orne), a pu confier le traitement de coquelucheux assez gravement atteints aux parents eux-mêmes sans avoir à redouter des accidents.

De plus, les résultats donnés par l'ozonisation sont constants et rapides.

CONCLUSIONS

Pour conclure, nous dirons donc que les inhalations d'ozone ont une action efficace dans la coqueluche et qu'elles agissent ainsi :

1° En diminuant rapidement le nombre, l'intensité et la durée des quintes.

2° En faisant cesser rapidement aussi les vomissements, la cyanose et les convulsions.

3° En modifiant l'état général des petits malades à qui l'appétit revient ainsi que la bonne mine et en les mettant à l'abri autant qu'il est possible, des complications infectieuses ou mécaniques.

4° En atténuant notablement, selon MM. Labbé Donatien et Oudin, la durée de la maladie.

5° L'ozone semblerait agir dans la coqueluche par son pouvoir antiseptique et mieux que tout autre médicament « combattre le catarrhe et le spasme, donner du repos aux malades, atténuer la violence et la fréquence de leurs quintes, prévenir les complications » et mériter ainsi dans la thérapeutique de la coqueluche une place importante.

BIBLIOGRAPHIE

Binz. — Berl. Klin. Woch, n° 43, 1882.

Bona (H.). — De l'ozone. Thèse de Paris, 1864, n° 31.

Bœckel (Eug.). — De l'ozone. Thèse de Strasbourg, 1856, n° 369.

Bordier. — Production, effets physiologiques et emploi thérapeutique de l'ozone. (Archives d'électricité médicale expérimentale et clinique. Lyon, 1901.)

Bouniol. — Thèse de Paris. Le spasme de la glotte dans la coqueluche, 1894.

Bulletin officiel de la Société française d'électrothérapie années 1894-1895-1796.)

Cavasse. — Thèse de Paris, 1898. Sur la coqueluche.

Charpentier. — Thèse de Paris, 1899. Recherches expérimentales et cliniques sur le bromoforme dans le traitement de la coqueluche.

Comby-Grancher-Marfan. — Traité des maladies de l'enfance, 1897.

Debove et Achard. — Manuel de médecine (article Coqueluche).

Delahousse (de Bitche). — De l'ozonisation artificielle. (Gazette des Hôpitaux, 1862, p. 137.)

Delherm. — Action de l'ozone dans la coqueluche, 1902.

Desplats (V.-H.). — De l'ozone. Thèse de Paris, n° 175, 1857.

Dictionnaire des Sciences médicales, tome xix, p. 578.

Doumer. — Le Nord médical. 1896.

Duclaux. — In compte rendu de l'Académie des Sciences, 1872.

Franck. — Archives générales de médecine, 1833.

Ireland (d'Edimbourg). — Action de l'ozone sur les animaux vivants. Incertitudes relatives à l'action de ce corps. (Edinburgh. med. Journ. febr., 1863.) Analysé par Beaugrand. Annales d'hygiène publique, 1863, p. 439.)

Jacquard. — Thèse de Paris. La Coqueluche, 1867.

Labbé (D.) — De l'ozone, aperçu physiologique et thérapeutique. Paris, 1889.

Lacroix. — Thèse de Paris, 1898. Sur le traitement de la coqueluche par les inhalations d'oxygène saturé de vapeurs médicamenteuses.

Le Goff. — Thèse de Paris, 1895. Etude sur le traitement de la coqueluche par l'antipyrine.

Marié (P.). — De l'ozone. Thèse de Paris, 1880.

Michaïlovitch. — Thèse de Paris, 1896. Traitement de la coqueluche par le bromoforme.

Michel. — Thèse de Paris, 1897. Etude sur les complications de la coqueluche.

Ory (E.). — Article ozone. In Dict. de médecine et chirurgie pratiques, t. xxv, p. 611.

Revue des Sciences médicales. Paris, 1874, t. iv.

Schönbein. — Recherches sur la nature de l'ozone qui se manifeste dans certaines actions chimiques. In comptes rendus de l'Acad. des sciemces, t. x, p. 706, 1840.

Sée (G.). — Recherches sur la nature et le traitement de la coqueluche.

IMPRIMERIE F. DEVERDUN, BUZANÇAIS (INDRE)

www.ingramcontent.com/pod-product-compliance
Ingram Content Group UK Ltd.
Pitfield, Milton Keynes, MK11 3LW, UK
UKHW021158220726
13924UKWH00003B/1184